e la Ruelle

NOUVEAU TRAITEMENT

DES

DARTRES,

OU

OBSERVATIONS RELATIVES A CETTE MALADIE;

PAR LE D[r] DE LA RUELLE,

MÉDECIN DU BUREAU DE CHARITÉ DU 4e ARRONDISSEMENT, ETC., ETC.

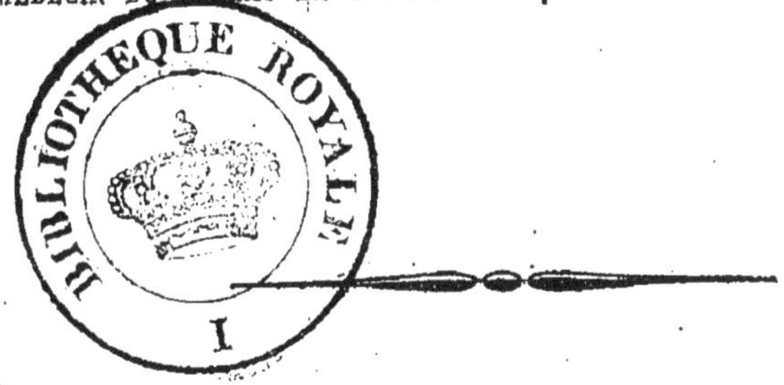

A PARIS,

CHEZ DRIOT, PHARMACIEN,

RUE SAINT-HONORÉ, N° 247.

1833.

IMPRIMERIE DE A. BELIN,
Rue Ste-Anne, n. 55.

NOUVEAU TRAITEMENT

DES

DARTRES,

OU

OBSERVATIONS RELATIVES A CETTE MALADIE.

PARMI les maladies nombreuses qui affligent l'espèce humaine, une, surtout, les *dartres*, fait le tourment des malades, et exerce presque toujours sans succès la sagacité du médecin ; du moins tel a été jusqu'ici le résultat qu'on a le plus habituellement obtenu, car, malgré la multiplicité des méthodes, et l'étude minutieuse qu'on a faite de cette maladie, presque toujours les résultats ont été nuls ou à peu près, souvent fâcheux.

L'état de l'individu atteint de cette dégoûtante affection est grave par lui-même ; mais que l'on réfléchisse ensuite à ses conséquences sociales et l'on conviendra que cette affection se range parmi les plus horribles que l'on connaisse. Celui qui est frappé de cette hideuse maladie, à part le chagrin et les douleurs qu'il éprouve s'il est seul dépositaire du secret de son infirmité, craint sans cesse de devenir un objet de répugnance si l'on vient à découvrir la cause de ses douleurs. Obligé de se séquestrer de la société, de vivre dans une espèce de solitude, il n'a d'autre ressource que celle que lui offre l'étude, ou une amitié à toute épreuve; car il lui est défendu moralement de former des nœuds qui feraient le bonheur de sa vie. Ces maux ne sont cependant encore que des maux fictifs, que des craintes de l'esprit; mais, si son secret était connu, alors heureux même si, dans cette affligeante position, il n'inspire qu'un sentiment de pitié.

Cette affection ne respecte personne. Elle atteint indistinctement le pauvre et le riche; elle ne tient compte ni de l'âge ni de la différence des tempéramens.

On aurait donc lieu de croire en entendant parler d'une maladie si douloureuse, si affligeante dans ses conséquences, et contre laquelle personne n'est en garde, il serait naturel de penser, dis-je, qu'une affection aussi dégoûtante, qui inspire toujours l'épouvante et l'effroi, doive être traitée aussitôt que possible. Sans doute cela devrait être; mais, loin de là, le plus grand nombre des malades qui se sont confiés à mes soins n'ont pris cette détermination que parce que leur maladie était apparente; et la figure ou les mains étant le siége de l'affection, ils n'ont pas balancé à se faire traiter. Mais si la maladie eût attaqué un membre couvert, ils auraient vécu dans une coupable et dangereuse incurie; conséquence possible d'une honte, mauvaise quand il s'agit d'un homme de l'art, de mettre quelqu'un dans la confidence de leur infortune; mais plus probablement, de l'idée presque généralement répandue que cette affection est peu grave par elle-même, et qu'il y a toujours danger imminent à chercher à la guérir;

qu'elle est nécessaire à l'existence de ceux qui en sont atteints, et qu'il est très-dangereux d'en tenter la guérison, etc. Ce préjugé, comme tous les préjugés en général, a jeté de profondes racines dans le public, et est d'autant plus difficile à détruire qu'il n'est pas rare de rencontrer beaucoup de gens raisonnant toujours avec aplomb de ce qu'ils ne connaissent pas. Il en est surtout ainsi pour la médecine.

Mais d'où viendrait cette opinion erronée ? Serait-ce de ce que beaucoup de moyens employés jusqu'ici ont été sans succès ? Il ne suit pas de là qu'on ne doive pas en essayer de nouveaux, car on n'arrive pas toujours du premier coup à un moyen préservatif ou curatif. Enfin, si l'on considère que des praticiens très-honorables ont partagé l'erreur malheureusement trop accréditée que les dartres sont incurables, et si l'on remarque l'indocilité des malades, il n'y a rien d'extraordinaire qu'on recule encore devant les moyens de guérison. Cependant ces difficultés sont de peu d'importance, car elles cesseront dès qu'on aura prouvé aux médecins que la guérison sans danger est possible, et aux malades combien peut leur être nuisible leur indocilité et de quels avantages au contraire serait pour eux de suivre les prescriptions données.

Néanmoins si, parmi les erreurs répandues si généralement sur cette maladie, on n'avait qu'à combattre l'obstination des malades, qu'à chercher à détruire, par le raisonnement et des faits, l'erreur, sauf quelques cas très-rares, dans laquelle ils sont *qu'il y a danger à guérir*, la tâche, quoique difficile, ne présenterait pas d'obstacles trop insurmontables, car l'on serait bien forcé de se rendre à l'évidence; mais il existe un préjugé bien plus funeste. Beaucoup croient très-fermement que non-seulement on ne doit considérer les *dartres* que comme une affection légère, insignifiante, mais encore qu'elles sont nécessaires, indispensables à la santé de ceux qui en sont atteints, qu'il est d'une haute imprudence de les guérir; c'est pour eux une chose sacrée à laquelle il ne faut pas toucher; enfin, ils pensent qu'il faut les garder, etc. Si ces personnes avaient des *dartres*, il est probable qu'elles les garderaient intactes, supposant qu'elles sont de bonne foi; mais si des personnes assez aveugles pour en agir ainsi étaient de ma connaissance, je leur dirais : « Allez donc aux hôpitaux, allez donc voir les ravages de cette maladie que vous réchauffez avec tant de tendresse comme votre espoir de santé et de bonheur à venir, et revenez me dire quelle est l'espèce de santé et de bonheur des malheureux égarés par les mêmes doctrines que vous; » et elles reviendraient effrayées et tremblantes, car là elles auraient vu une très-grande quantité d'individus dont l'hospice est désormais le seul lieu d'habitation, tant ils sont repoussans par la hideuse affection dont ils sont atteints. Le nombre de ceux qui viennent à la consultation chercher une guérison qui a presque toujours été impossible jusqu'ici, est tel que plusieurs heures sont consacrées à cet acte de philanthropie, et l'aspect de quelques uns est tellement horrible que, en bonne police, la libre circulation de la voie publique devrait leur être défendue. Ces malheureux couverts « d'ulcères sordides, gerçures énormes qui versent sur les organes voisins une sanie ichoreuse et fétide, qui établissent dans le tissus muqueux des sécrétions vicieuses, des végétations meurtrières, qui creusent, rongent et consument nos tégumens, comme ces insectes avides qui dévorent l'écorce des arbres (M. Alibert), » sont tombés dans un marasme tel qu'ils offrent parfois l'aspect d'un squelette ambulant. On en voit dont les formes sont défigurées par une hydropisie générale; quelques uns tourmentés par une toux continuelle excitant une expectoration d'une odeur infecte que l'odorat le moins délicat ne peut supporter; d'autres, en proie à une démangeaison tellement insupportable que, succombant au besoin de la satisfaire, ils se déchirent avec délices, et cessent d'éprouver cette sensation pour être en proie aux cuissons les plus vives; tel autre exhale une odeur nauséabonde, ses cheveux, ses ongles tombent, ou bien il éprouve une douleur semblable à celle d'une large brûlure; c'est au point qu'il faille estimer heureux ceux chez lesquels un organe essentiel à la vie se trouve atteint par une répercussion ou toute autre cause: ils entrevoient alors la fin de leurs souffrances avec la terminaison de leur existence, et ils attendent ce moment avec d'autant plus de plaisir que la mort pour eux est le commencement du repos. Enfin, tout ce que les maladies offrent de plus repoussant, les souffrances de plus cruel, l'aspect de plus hideux, y compris encore le désespoir poussé à la dernière période : voilà quels sont malheureusement trop souvent les résultats de cette affection de la peau.

Quoi donc peut avoir déterminé, quoi donc peut

avoir entretenu jusqu'ici cette affreuse maladie? il serait impossible de résoudre la première question, et difficile de repondre à la seconde. Il est pourtant plus que probable que cette maladie, qui n'était pas inconnue à Hippocrate et que Gallien a décrite, date d'une époque très-reculée; elle semble se multiplier depuis quelque temps, et pourrait bien être, depuis un demi-siècle surtout, « *le résultat funeste des progrès de notre civilisation, et des écarts de notre diététique*, » telle est du moins l'opinion de notre savant maître, M. Alibert.

Ce serait ici le cas de faire l'histoire des différentes espèces de *dartres;* mais je ne me propose de présenter qu'une série d'observations, et non un traité *ex professo*. Assez d'autres s'en sont occupés : on peut consulter les savantes monographies de MM. Alibert, Lugol, etc. Mon but est de prouver qu'on peut, sans danger, *traiter et guérir* les *dartres*, quelle que soit leur nature, quelle que soit leur ancienneté, quelle que soit la résistance opiniâtre qu'elles ont présenté aux divers traitemens. C'est ce dont on sera convaincu par les observations suivantes. J'aurais pu en rendre publiques un bien plus grand nombre, mais je pense que celles-ci seront suffisantes, et afin qu'on ne suppose pas que ces observations sont faites à plaisir, j'indique le nom et l'adresse des personnes. Pour deux seulement je me suis abstenu dans leur position sociale, la publication de leur nom pouvant leur être préjudiciable. Je n'ai traité la plupart de ces malades, autant que possible, que lorsqu'ils se présentaient munis d'un certificat de médecin constatant leur maladie; enfin je me suis entouré de toutes les précautions possibles, afin qu'on ne puisse révoquer en doute ma véracité. Si pourtant il se rencontrait des incrédules, de ces têtes fortes si difficiles à convaincre, ils n'ont qu'à me présenter un sujet abandonné, et jugé incurable ; je me charge de leur prouver l'efficacité de mon traitement, en opérant la guérison de leur malade.

Quant au traitement médical, il est divisé en deux parties : 1° Selon la cause connue ou présumée de la maladie, j'emploie les moyens connus de tous les médecins ; les dépuratifs, les antiscorbutiques, les antiscrophuleux, les préparations sulfureuses, mercurielles, si je dois traiter des *dartres* reconnaissant pour causes des affections scorbutiques, scrophuleuses, syphilitiques, etc. ; puis les bains ordinaires, ou de vapeur, enfin je varie mon traitement selon l'occasion. 2° L'application quotidienne de suc végétal et de pommade, dont l'emploi est si facile qu'il suffit d'une explication pour se panser soi-même.

PREMIÈRE OBSERVATION.

Mademoiselle Angélique Gally, rue de l'Arbre-Sec, n° 33, âgée de seize ans, tempérament bilieux, s'est présentée chez moi le 1er octobre 1831. Elle était porteur, à cette époque, d'une dartre au sein droit, formant autour du mamelon, une aréole de trois à quatre pouces de diamètre ; dès l'âge de sept ans, cette maladie s'était manifestée chez cette jeune personne. Avant de se présenter chez moi, elle s'était adressée à un des médecins de son arrondissement, mais par des motifs qui sont étrangers à mon sujet, elle vint me trouver; à cette époque, la dartre existait au sein, et paraissait augmenter de surface depuis le mois de juillet de l'année précédente. Beaucoup de moyens avaient été employés depuis longtemps, toujours sans succès, car la dartre résistait à tous les traitemens, ou se portait sur une autre partie du corps. Après les informations les plus minutieuses, je ne crus devoir soumettre cette demoiselle qu'à l'usage intérieur du soufre lavé, du sirop antiscorbutique, et quelques minoratifs légers. Soir et matin elle faisait les pansemens requis, et deux mois et demi ont été suffisans pour opérer sa guérison. Depuis cette époque, sa santé a toujours été bonne, de chancelante qu'elle était avant.

On trouvera à la fin la copie de son attestation, sur le refus d'un certificat que lui a fait le médecin auquel elle s'était adressée avant que je n'aie occasion de la soigner.

DEUXIÈME OBSERVATION.

Mademoiselle Herbert, giletière, âgée de dix-huit ans; tempérament sanguin, demeurant rue des Fossés-Saint-Germain-l'Auxerrois, n° 14, était porteur de trois dartres squammeuses, une à la main gauche, deux à la main droite, toutes deux sur les régions carpiennes : elles étaient séparées et larges comme un écu de trois livres; depuis douze ans la famille de cette demoiselle avait consulté grand nombre de médecins, et par conséquent soumis la malade à divers traitemens; enfin elle s'adressa à un médecin qui prescrivit des applications d'eau de laitue. A cette époque (il y a trois ans), les dartres étaient petites, la malade éprouvait un sentiment continuel de violente démangeaison, ce qui la forçait à se gratter quelquefois jusqu'au sang, il en résulta une augmentation de surface. Il y a un an, au mois d'octobre dernier, cette demoiselle me fut adressée, désirant d'autant plus vivement être guérie que l'état de ses mains lui interdisait le travail dans les maisons particulières; nous commençâmes aussitôt le traitement, et au moyen d'un pansement scrupuleusement répété deux fois par jour, deux mois suffirent pour obtenir une guérison complète.

J'ai vu, chez cette demoiselle, ce qui arrive presque toujours, les dartres prendre, pendant les premiers jours du traitement, une extension quelquefois du double; chez cette malade, les dartres de la main droite n'en formaient plus qu'une, et jusqu'au bout des doigts la main était couverte.

TROISIÈME OBSERVATION.

Depuis quinze ans, une dartre squamo-pustuleuse, fixée à la figure et au nez, était pour M. *** un sujet de tourment continuel. Le malade, exerçant des fonctions élevées dans une administration militaire, et ayant des rapports continuels avec le public, avait employé tous les moyens possibles pour se guérir de cette maladie; deux médecins de Paris, jouissant, à juste titre, d'une haute renommée, l'un des deux surtout pour les maladies de la peau, lui avaient donné alternativement des soins pendant plusieurs années, mais sans succès, malgré les traitemens tant internes qu'externes auxquels M. *** s'était soumis avec une rare exactitude; enfin, désespérant de sa guérison, M. *** s'était résigné avec d'autant plus de peine à vivre avec sa maladie, qu'à part le désagrement d'avoir cette affection il éprouvait des douleurs très-vives chaque fois qu'il était obligé de se raser, opération toujours longue et difficile.

Vers le mois de septembre 1832, je vis M. ***; il me proposa de tenter sa guérison. Beaucoup de moyens internes ayant été employés antérieurement, je n'en prescrivis qu'en petite quantité: quelques dépuratifs et antiscorbutiques. Peu de tems après, un mieux sensible se manifesta, et, sans une interruption de près de deux mois pendant l'hiver dernier, et l'impossibilité de tenir, en cette saison et pendant le jour, des compresses sur la figure, M. *** eût été guéri beaucoup plus tôt.

M. *** est aujourd'hui en parfait état de santé; il a conservé une grande partie des ordonnances de ses médecins.

QUATRIÈME OBSERVATION.

Madame Dessusseurs, rue Jean-Tison, n° 8. Depuis plusieurs années, cette personne avait des varices aux jambes; elle les avait comprimées au moyen de bas lacés et de bandages, assez ordinairement mal appliqués; obligée de travailler pour soutenir sa famille, elle négligeait surtout les soins que sa position exigeait, enfin il survint sur la maléole interne de la jambe droite, un bouton qui lui fit éprouver de vives démangeaisons; cédant au besoin de se frotter, il en résulta une écorchure avec écoulement de sang d'abord, et suintement continuel de sérosité ensuite, qui, en séchant, laissait de larges croûtes qui se renouvelaient chaque fois qu'elle cédait à un nouveau besoin de satisfaire à la démangeaison qu'elle éprouvait. Le caractère dartreux de sa plaie ne fut bientôt plus douteux ; elle finit par envahir le pied, et, de proche en proche, s'étendit sur tout le tiers inférieur de la jambe. Elle était dans cet état, lorsqu'elle se présenta à St.-Louis, où le caractère de la maladie bien constaté, on lui prescrivit les moyens internes jugés nécessaires : les bains de vapeur, les pansemens avec le cérat soufré, etc. Après quelques mois de ce traitement, la malade, découragée par le peu de succès obtenu, consulta plusieurs médecins; l'état de sa jambe parut tellement grave, que l'un refusa ses soins, prétendant la maladie incurable; un autre proposa l'amputation du membre. Enfin cette malheureuse femme, qui ne pouvait marcher sans éprouver les plus violentes douleurs, me fut adressée par une personne que j'avais guérie d'une dartre au pied; à cette époque, il était impossible à la femme Dessusseurs de se soutenir sur son pied, tant les douleurs étaient vives: il lui semblait que sa jambe était en proie aux piqûres d'un millier d'épingles, la démangeaison était si violente qu'elle se déchirait la peau : les instans où elle satisfaisait au besoin de se frotter, étaient les seuls où elle éprouvait un peu de soulagement; mais ils étaient suivis d'une cuisson qui lui faisait regretter d'avoir succombé à la tentation de satisfaire l'impérieux besoin de se gratter.

Enfin, au commencement de septembre 1831, elle vint me trouver. Sa jambe était dans un tel état que j'espérais peu de la guérir; le désir de la soulager me détermina seul à lui donner des soins, plus heureux que je ne pensais : trois mois et demi suffirent pour la guérir complètement; elle est à présent (septembre 1833) grosse de sept mois, se porte parfaitement, sauf des varices aux jambes, qui n'offrent rien de remarquable, et qui ne sont très-probablement que la conséquence de son état de gestation, puisqu'elles ne datent que depuis quelques mois.

J'ai employé peu de médicamens internes chez cette malade, car jamais elle n'a contracté d'affections psoriques ni syphilitiques; elle est peu heureuse, mais d'une conduite irréprochable ainsi que son mari.

Avant de commencer le traitement de la femme Dessusseurs, j'ai fait constater son état par M. le docteur Horteloup, dont les certificats se trouvent à la fin de ce recueil d'observations.

CINQUIÈME OBSERVATION.

M. Melzessart, serrurier, rue des Vertus, à Paris, était atteint depuis très-long-temps (j'ai oublié la date de l'invasion de la maladie) d'une dartre au bras, pour laquelle il s'était soumis à une multitude de traitemens. Il me fut adressé par les sœurs du bureau de bienfaisance du quatrième arrondissement, chez lesquelles il travaillait de sa profession. Sachant, d'après ce qu'il me dit, qu'il en était à son seizième traitement, sans pour cela avoir obtenu le moindre changement à son état, j'étais sur le point de le refuser, n'espérant pas être plus heureux; néanmoins je lui appliquai le traitement dont les présentes observations sont le sujet. Moins de trois mois suffirent; tous les symptômes disparurent peu à peu, et le sieur Melzessart, ainsi que sa jeune épouse, chez laquelle la même affection s'était développée, furent entièrement guéris; depuis cette époque (octobre 1831) tous deux jouissent d'une santé parfaite.

Peu de temps avant ce traitement, madame Melzessart fit une fausse couche; depuis sa guérison, elle est accouchée à terme et très-heureusement.

M. Melzessart était porteur d'une note, remise par un des médecins de Saint-Louis, portant *qu'il avait une dartre lichenoïde, maladie d'une nature très-rebelle.*

SIXIÈME OBSERVATION.

M. X***, ancien sous-préfet, est né de parens scrophuleux; depuis son enfance jusqu'à l'âge de seize ans, il a eu plusieurs symptômes de cette maladie, qui ont cédé à un traitement rationnel; néanmoins tout indique chez lui une constitution éminemment scrophuleuse: lèvre supérieure épaisse, système glandulaire presque toujours engorgé, paupières infiltrées, peau lisse, transparente, présentant un caractère presque continuel d'infiltration, cheveux blonds, muscles mous, etc.

Malgré cette réunion de symptômes propres au

tempérament scrophuleux, M. X*** se portait assez bien, lorsqu'en 1829, il contracta une gonorrhée syphilitique que, par des circonstances particulières, il fut dans l'obligation de faire disparaître promptement; il s'adressa à cet effet à l'un de ces nombreux individus qui se font une réputation, en guérissant vite : peu leur importe de bien guérir. 1830, inflammation épidermoïde des ailes du nez, des lèvres et de la joue gauche, inflammation attribuée d'abord à l'emploi d'un savon à barbe de nouvelle invention ; mais comme, malgré la cessation de son emploi, l'irritation augmentait rapidement d'intensité, qu'à cette irritation succédèrent des boutons qui s'élargissaient de plus en plus, et finirent promptement par se réunir, et d'où s'écoulait une sérosité d'abord, puis un pus abondant, ichoreux, on prescrivit les préparations soufrées, les bains, etc.; mais ces moyens restèrent sans succès, et bientôt la totalité des boutons ne fit plus qu'une plaie dont l'aspect était repoussant et l'odeur insupportable pour le malade. Toute l'économie commençait à se ressentir de cet état : les douleurs étaient vives, la maigreur générale, les digestions difficiles, le moral du malade singulièrement affecté, enfin il n'y avait pas à se tromper sur les caractères d'une *dartre rongeante* dont la marche envahissante prenait un caractère alarmant, et nécessitait l'emploi des moyens promptement curatifs.

J'avais déjà vu à St.-Louis des malheureux horriblement défigurés ; mais l'aspect de ce malade et l'odeur qui s'exhalait de sa plaie étaient repoussans, et je n'eus qu'une dose très-légère de reconnaissance pour la personne qui m'avait indiqué à ce malade. Je lui fis entrevoir, peut-être un peu trop franchement, le peu d'espoir que j'avais de le guérir; néanmoins je l'engageai à commencer un traitement: les toniques amers furent mis en usage, réunis aux dépuratifs, et, comme il était plus que probable qu'une affection syphilitique compliquait l'état du malade, je le soumis à l'emploi des préparations cyanurées : le surplus de mon traitement fut suivi avec une extrême exactitude.

Au bout de vingt-cinq jours, les changemens survenus chez le malade étaient déjà remarquables, la suppuration moins abondante et surtout moins fétide (1). Le fond de sa plaie était d'un aspect satisfaisant; les bords roses présentant un commencement de cicatrisation, le malade se sentait plus fort, le moral moins affecté, l'appétit et le sommeil meilleurs, les digestions faciles; tout enfin faisait croire avec le tems et de la persévérance, à une terminaison heureuse : le malade secondait mes soins par une constance à toute épreuve; enfin, après trois mois de traitement, la cicatrisation fut opérée, et, à part une partie de l'aile du nez qui est détruite, les cicatrices de la figure sont peu apparentes.

Rien au monde n'aurait pu m'engager à promettre la guérison, et je suis encore étonné des résultats que j'ai obtenus. Je regrette de ne pouvoir faire connaître ce malade : sa position sociale s'y oppose.

---

(1) J'avais prescrit des compresses imbibées de chlorure par-dessus celles prescrites pendant le traitement.

SEPTIÈME OBSERVATION.

Mme veuve Tolmer, agée de cinquante-deux ans, fut atteinte, il y a dix-neuf ans, à la suite de chagrins violens, d'une aliénation mentale, caractérisée par une monomanie homicide; admise à la Salpêtrière, elle fut pendant deux années confiée aux soins de MM. Murat et Beauvais, auxquels succèda M. Rostan: deux ans furent nécessaires pour opérer sa guérison; elle revint en ville, et se livra à la profession de cardeuse de matelas; mais, peu de tems avant sa sortie de l'établissement où son affection mentale l'avait fait recevoir, il se manifesta à la tête une dartre surfuracée, qui envahit tout le cuir chevelu, et une *alopécie* complète en fut, peu de tems après, la conséquence: il ne resta pas un cheveu sur la tête, pourtant ils revinrent depuis, et elle a aujourd'hui une belle chevelure.

Cette dartre, sans quitter le lieu où elle s'était montrée d'abord, s'étendit au col, au dos, à la figure, au bras gauche et aux jambes: à peine pouvait-elle marcher, souvent elle était retenue au lit pendant un mois; enfin elle était dans un tel état de dénuement, joint à des souffrances continuelles, qu'elle se fit inscrire sur les contrôles du bureau de charité de son arrondissement (5e), où un des médecins de ce bureau lui donna des soins qui furent infructueux. Un nouveau changement de domicile ayant eu lieu, elle vint habiter le 4e arrondissement, où les mêmes soins lui furent donnés par un des médecins du bureau de bienfaisance; mais malgré le traitement indiqué et le zèle éclairé dont ce confrère fit preuve, la maladie de la femme Tolmer fut considérée comme incurable, et des certificats émettant cette opinion lui furent delivrés, afin de faciliter son admission dans un hôpital (ces certificats qu'on trouvera plus loin, datent de 1831, et M. Rostan, médecin en chef alors de la Salpêtrière, délivra, à la même époque, un certificat où il constatait que plusieurs années de traitement avaient été infructueux).

C'est à cette époque que la femme Tolmer me fut recommandée, et je ne cédai aux instances qui me furent faites qu'avec une extrême répugnance, parce que plusieurs confrères recommandables par leurs connaissances avaient échoué Un motif non moins puissant me retenait, le voici: en rapprochant l'époque de la guérison, de celle de l'apparition de la dartre, à la tête, je devais croire que cette dernière pouvait être considérée comme un moyen employé par la nature pour guérir l'affection mentale, c'est un bienfait dont les annales de la médecine offrent des cas nombreux. J'avais, par conséquent, à craindre qu'une nouvelle affection mentale fût le résultat probable de la guérison des dartres, et qu'en cessant d'être dartreuse, elle ne redevînt folle: j'étais donc peu décidé à tenter ce traitement, lorsque je fus appelé près de la malade pour une affection très-grave, mais indépendante de son état. J'y fus, quoiqu'elle n'appartînt pas à la division du bureau de charité dont je suis chargé dans le 4e. Ce fut l'occasion de nouvelles instances ; enfin je me décidai, mais avec l'intention toutefois de ne la traiter que très-lentement, d'essayer pour ainsi dire la maladie et de suspendre au moindre accident.

Un vésicatoire fut appliqué au bras droit, les dépuratifs, les bains, le soufre à l'intérieur, etc., furent mis en usage, quelques laxatifs, indiqués par l'état de la langue, furent également administrés ; l'état pléthorique de cette femme réclama plusieurs émissions sanguines, elle me seconda parfaitement par l'exactitude qu'elle mit à suivre l'autre partie de mon traitement ; enfin, après cinq à six mois de soins non interrompus, le femme Tolmer fut entièrement guérie : aujourd'hui, lorsqu'elle est en ville, elle se livre aux travaux de sa profession, et n'a rien éprouvé qui fasse craindre pour le retour de son affection mentale, d'où je conclus que ses dartres n'étaient pas consécutives, et que mes craintes, quoique naturelles, n'étaient pas fondées ; néanmoins, si des cas semblables ou analogues se présentent, je me ferai toujours une loi d'agir avec une extrême circonspection, les suites pouvant être funestes (1).

---

(1) Il est d'observation que des affections organiques très-graves se sont heureusement terminées par une dartre ; dans quelques circonstances elles ont été suspendues par l'apparition de cet exanthême ; dans cette dernière hypothèse, on doit ou la respecter ou ne l'attaquer qu'avec une extrême circonspection.

HUITIÈME OBSERVATION.

Mademoiselle Elisabeth Hach, couturière, âgée de vingt-cinq ans, demeurant rue des Deux-Boules, n° 9, avait, depuis sept ans, des dartres squammeuses humides aux aisselles et aux aines. Cette maladie avait eu pour principe des glandes qui abcédèrent, et, lorsqu'elles furent cicatrisées, furent remplacées par des dartres qui, également et vers la même époque, se manifestèrent aux aines ; des démangeaisons qu'elle ne pouvait satisfaire qu'en s'écorchant étaient le moindre désagrément qu'elle éprouvait : une sérosité abondante s'écoulait du tissu affecté, et, ces parties étant naturellement maintenues à une assez haute température, il en résultait une odeur tellement infecte qu'elle fut obligée de quitter plusieurs ateliers de couture où elle travaillait, ou de se résigner à être le sujet de réflexions toujours désagréables.

Il était naturel que, dans cette position, elle fît tout ce qui dépendait d'elle pour se guérir ; aussi, à part plusieurs traitemens qu'on lui fit subir sans succès, finit-elle par avoir recours aux soins des médecins de Saint-Louis ; mais, malgré le talent bien reconnu des praticiens qui dirigent cet établissement, après sept mois de soins donnés par MM. Manry et Lugol, un second séjour de six mois avec M. Biet et un troisième séjour de trois mois avec M. Alibert, elle sortit après seize mois de traitement en trois fois, aussi peu avancée qu'avant, et par conséquent avec la triste certitude d'être incurable.

Cette demoiselle était d'autant plus désolée qu'elle était le soutient de sa mère, âgée et presque toujours malade; souvent malade elle-même, sa position était triste et son avenir affligeant. Enfin elle se résignait à son sort, lorsque le hasard me la fit rencontrer chez les sœurs du quatrième arrondissement auxquelles je donne des soins; je lui proposai, sans grand espoir de succès, de se soumettre à mon traitement: les médecins que je viens de citer ayant échoué, ce n'était pas pour moi un motif encourageant; enfin, nous commençâmes. Je pensai devoir la mettre à l'emploi des anti-scrophuleux unis aux toniques; des bains, le soufre à l'intérieur, furent ordonnés, et le surplus de mon traitement suivi avec exactitude; enfin, après quatre mois de soins, elle fut guérie parfaitement, et sa santé depuis cette époque n'a pas éprouvé la moindre atteinte.

Copie de quelques certificats remis par les malades.

Je, soussigné, docteur en médecine, médecin du bureau de charité du cinquième arrondissement, etc., certifie que la nommée Tolmer, âgée de cinquante ans, demeurant présentement rue de l'Arbre-Sec, n.° 43, est attaquée d'une *maladie dartreuse incurable*, qui la réduit à garder, de temps à autre, le lit pendant plusieurs jours; elle a appartenu pendant plusieurs années au bureau de charité du cinquième arrondissement, c'est à ce bureau que je lui ai donné des soins (obs. 7e).

Paris, le 25 juin 1831.

Signé Pichon.

Je, soussigné (*ut suprà*) certifie que la femme Tolmer est attaquée d'une affection dartreuse sur tout le corps et *qui a résisté à tout traitement;* j'estime qu'elle est susceptible d'entrer dans une maison de retraite (obs. 7e).

Paris, le 26 juin 1831.

Signé Favrot,
Rue de la Monnaie, n° 19.

Hospice de la Vieillesse (Femmes).

Je, soussigné, médecin dudit établissement, certifie que la nommée Tolmer est affectée d'une maladie herpétique (dont j'ai oublié le caractère), *mais qui a résisté à tous les moyens de l'art que je lui ai administré pendant plusieurs années*, et qu'elle est hors d'état de pourvoir à ses premiers besoins (obs. 7e).

Paris, le 2 juillet 1831.

Signé Rostan.

Pour extrait conforme aux originaux des certificats d'autre part, représentés par M. De la Ruelle, docteur en médecine, demeurant dans le quatrième arrondissement, et à lui rendus.

Paris, le 11 novembre 1831.

Le maire du quatrième arrondissement,

Signé F. Cadet de Gassicourt.

Je, soussigné, docteur en médecine de la faculté de Paris, médecin du roi et des hôpitaux, certifie avoir examiné madame Dessusseurs, sur l'invitation de M. le docteur De la Ruelle, et avoir constaté que cette dame porte à la jambe droite un Eczéma chronique qui occupe le tiers inférieur de la jambe, et recouvre les deux malléoles en s'étendant jusqu'au coude-pied en avant, et au talon, en arrière.

Paris, le 24 octobre 1831.

Signé B. HORTELOUP, D. M. P.

Je, soussigné (*ut suprà*), certifie avoir examiné madame Dessusseurs, que m'avait adressée M. le docteur De la Ruelle au mois d'octobre dernier, et avoir constaté que l'Eczéma chronique dont elle était affectée à cette époque a complètement disparu, et que la peau de la jambe droite a repris sa souplesse.

Paris, le 26 février 1832.

Signé B. HORTELOUP, D. M. P.

Je, soussigné, certifie que mademoiselle Elizabeth Hach est atteinte d'une affection dartreuse pour laquelle je lui ai donné des soins à l'hôpital Saint-Louis, pendant trois mois (obs. 8e).

Signé Baron ALIBERT, D. M.

Paris, rue de Varennes, n° 4.

Nota. J'ai commencé le traitement de mademoimoiselle Hach vers le mois de novembre 1831. Le certificat doit être à peu près de la même époque.

Une simple note de la main de M. Biett, médecin à Saint-Louis, affirme que l'éruption que M. Melzessart (observation 5e) porte au bras, est une dartre lichénoïde, maladie très-opiniâtre.

Je certifie que j'ai été guérie d'une dartre au sein, pour laquelle plusieurs médecins m'avaient traitée inutilement; je me proposais d'entrer dans un hospice malgré le refus d'un certificat que me fit l'un d'eux, lorsque je me suis adressée à M. le docteur De la Ruelle, et, par son traitement j'ai obtenu ma guérison en deux mois et demi de traitement (obs. 1re).

Paris, le 2 février 1832.

Signé A. Gally.

Je reconnais que, grâce aux soins de M. le docteur De la Ruelle et à l'excellence de son traitement, je dois la guérison de dartres qui faisaient le tourment de ma vie et me portaient un préjudice notable; tout est exact dans son observation qui m'est relative.

Paris, le 1er septembre 1833.

Signé E. Hach.

J'étais tourmentée par des dartres aux mains : pour m'en guérir j'avais fait tout ce qu'il était possible. M. De la Ruelle, médecin, a pu seul m'en débarrasser; son traitement m'a d'abord effrayée, mais j'ai été été promptement rassurée, et ma guérison a été prompte.

Paris, le 25 août 1833.

Signé Herbert.

Je traite dans ce moment plusieurs individus atteints de dartres; tous ces malades sont abandonnés; ils sont porteurs de certificats de MM. Lugol, Soula, médecins du bureau de charité du deuxième arrondissement, Sorbier; du huitième, etc., etc. Mais leur guérison est trop nouvelle, ou pas assez avancée pour que j'en fasse mention: ils seront le sujet d'observations subséquentes.

J'ai dû m'étendre avec quelques détails sur les personnes traitées à Paris; je vais succinctement présenter la liste de celles qui, par le même traitement, ont été guéries en province.

1° Madame veuve Thivet, âgée de soixante-deux ans, au Perray près Rambouillet: dartre pustuleuse; deux mois et demi de traitement; elle était réputée incurable (1832).

2° Mademoiselle Roux, fermière, âgée de trente-trois ans : dartre surfuracée qui se changea en érysipèle dartreux, une partie du corps fut couverte de cette affection; elle était abandonnée par les médecins de Chevreuse et environs (1833).

3° M. Donné, vigneron à Hanches, près Epernon, âgé de soixante-quatre ans ; dartres vives (squammeuses) aux jambes, pour l'une l'amputation avait été jugée nécessaire; quatre mois de traitement (1833).

4° M. ***, âgé de vingt-deux ans, à Villers-le-Bel, près Neauphte-le-Château : dartre à la jambe droite; six semaines de traitement (1833).

5° M. Godard, meûnier à Cernay, près Chevreuse, âgé de soixante ans : dartre vive à la figure devenue monstreuse, difficulté de manger, deux mois de traitement (1824).

6° M. Buisson, à la Grange-du-Bois, commune des Breviaires, département de Seine-et-Oise; même cas; deux mois de traitement (1829).

7° M. ***, d'Orsay, département de Seine-et-Oise, âgé de vingt-deux ans; dartre que plusieurs médecins considéraient comme la lèpre; trois mois de traitement (1829).

8° M. Corbé, propriétaire, âgé de soixante-cinq ans, à Sousforce, département de Seine-et-Oise; les deux jambes couvertes de dartres, et assez gravement affectées pour qu'il fût impossible à ce malade de marcher; des insectes se formaient dans les plaies; quatre mois de traitement (1828).

9° Duhamel, propriétaire à Neauphte, âgé de trente-six ans; une dartre pustuleuse avait assez vivement attaqué une jambe pour empêcher le malade de marcher; six semaines de traitement (1827).

10° Madame la baronne Christophe, au château de Veaux, de Cernay, âgée de quarante ans; jambe droite atteinte d'une squammeuse, avec impossibilité de se servir du membre; neuf semaines (1831).

Plusieurs de ces malades étaient considérés comme incurables et en conséquence abandonnés par les médecins.

Je ne puis, en bornant à ce nombre mes observations, que répéter ce que j'ai déja dit, afin de convaincre les plus incrédules : « *Qu'on me présente un sujet considéré comme incurable, chez lequel les moyens les plus multipliés auront été sans résultat avantageux, j'ai plus que la conviction de le guérir, j'en ai la certitude.* »

On peut prendre les renseignemens les plus minutieux, voir les personnes que j'ai citées, et je ne crains pas un démenti; ce que j'ai écrit est l'expression de la plus exacte vérité. *Jusqu'ici je n'ai pas rencontré une dartre rebelle à mon traitement. Je n'ai été que plus ou moins long-tems à guérir.*

Enfin ma méthode est et doit être considérée comme bonne, parce que très-peu de tems m'a souvent suffi, que j'ai un grand nombre de faits heureux, que les guérisons ont toujours été exemptes d'accidens consécutifs, et que pas une dartre n'a reparu.

J. A.-A. De la Ruelle, D. M. P.,
rue des Fossés-Saint-Germain-l'Auxerrois, n. 8.

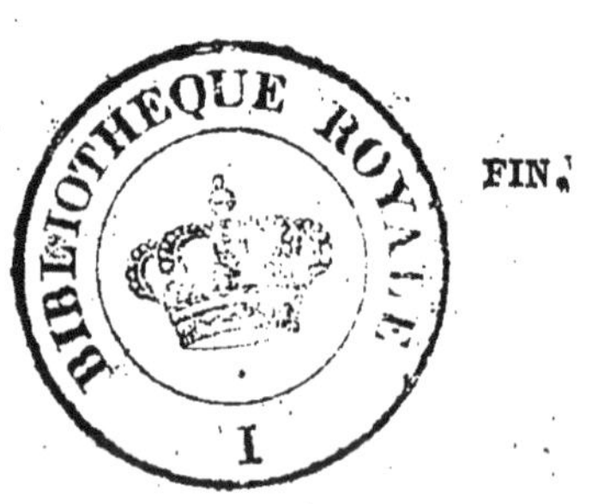

FIN.

www.ingramcontent.com/pod-product-compliance
Ingram Content Group UK Ltd.
Pitfield, Milton Keynes, MK11 3LW, UK
UKHW020444220726
13923UKWH00005B/2329